CONSEILS AUX DAMES

POUR

LES SOINS DE LA BOUCHE

PAR

A. SICARD

CHIRURGIEN-DENTISTE

SUCCESSEUR DE M. KIABO

A POITIERS.

POITIERS

IMPRIMERIE DE A. DUPRÉ

RUE DE LA MAIRIE, 10.

—

1856.

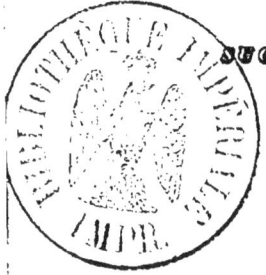

CONSEILS AUX DAMES

POUR

LES SOINS DE LA BOUCHE

PAR A. SICARD

CHIRURGIEN-DENTISTE

SUCCESSEUR DE M. KIARO

A POITIERS.

POITIERS

IMPRIMERIE DE A. DUPRE

RUE DE MAIRIE, 6

——

1856

DÉDICACE.

MESDAMES,

C'est en me méfiant de mes lumières que j'ai hasardé d'occuper vos loisirs, non avec d'agréables frivolités, mais avec un ouvrage sans prétention, où je cherche à mériter votre confiance et vos suffrages.

J'ai voulu vous le dédier, parce que, dès longtemps animé du désir d'être utile à la plus intéressante portion de l'espèce humaine, je ne pouvais mieux atteindre mon but qu'en vous entretenant d'une des choses les plus essentielles à votre ornement, et surtout à votre santé, sans laquelle toutes les grâces se flétrissent, tous les agréments s'évanouissent, toutes les prérogatives de la beauté se changent en infirmités repoussantes, en dégoût de tous les instants, en mélancolie permanente. Il s'agit de l'entretien et de la conservation de vos dents.

Ce n'est point pour vous que j'écris, femmes qui affectez de l'insouciance afin de vous dispenser d'applaudir à ce qui peut relever les charmes de vos semblables, et poussez le ridicule jusqu'à blâmer le soin même que l'on prend de conserver la beauté, en cachant par les moyens de l'art quelques défectuosités physiques, parce que, incapables d'en apprécier les ressources, vous semblez dédaigner de plaire, et vous dépouiller pour ainsi dire des plus beaux attributs de votre sexe. J'ambitionnerais donc en vain votre approbation comme une récompense.

Ce n'est point pour vous que j'écris, femmes qui me feriez un crime d'avoir employé quelques expressions indispensables, que vous appelleriez inconvenantes et peut-être trop fortes, lorsque; entraîné par l'attrayante idée d'opérer quelque bien, je peins avec vigueur et vérité les dangers qui résultent d'une négligence funeste dans les soins journaliers qu'exige l'essentielle partie que je traite.

Mais c'est à vous que je m'adresse, femmes aimables, sensées, spirituelles et jolies, vous le plus parfait ouvrage de la nature, qui préférez la beauté, ce don précieux du ciel, à tout autre avantage, et savez l'entretenir avec un soin particulier. C'est à vous que j'indique, avec certitude d'en être écouté, les ressources de mon art, femmes aimantes et sensibles aux délices d'une tendre union, parce que, votre cœur s'épanouissant à tous les sentiments durables, vous faites tout pour plaire à l'objet de vos fidèles amours, et ne songez à conserver vos charmes que pour prolonger ces plus pures jouissances et les vôtres.

Vous toutes, à qui j'ose recommander la lecture de cet opuscule, qui n'a de prix à mes yeux que par l'espoir de vous en voir profiter, pénétrez-vous bien de cette vérité :

La beauté en général n'est que la fleur de la santé.

Cependant les femmes sont créées pour une fin plus noble que celle d'offrir un vain spectacle ; il leur faut plus que de la beauté pour faire trouver en elles tous les avantages qu'on est en droit d'en attendre.

Il en est déjà que trop parmi elles qui, contentes de ce partage, semblent avoir renoncé à tout autre qu'à celui de charmer les sens (1).

Il faut, avant tout, que leurs dents, quoique belles pour remplir leur destination, soient saines. La plus belle bouche, dégarnie de ses dents, perd bientôt toutes ses formes gracieuses ; les joues s'affaissent et se

(1) *L'Ami des Femmes.*

creusent, le menton s'allonge et se ride, tous les traits s'altèrent.

La voix aussi se ressent de l'absence des dents, et la prononciation, que facilite si bien ce rempart naturel en modérant le jeu de la langue et en tempérant ses mouvements, devient gênée et déplaisante; la salive, qui n'a plus de digue pour la contenir, s'échappe et produit des désagréments qu'on ne supporte que chez les vieillards.

INTRODUCTION.

On a beaucoup écrit sur le chapitre des dents, soit comme ornement naturel, inséparable de la beauté, soit comme premier instrument de notre entretien nourricier.

Mais ce n'est point avec des ouvrages volumineux qu'on peut réveiller l'attention du public sur un de ses plus précieux avantages, tandis que, pour le conserver, il montre une indifférence inconcevable. Cependant cet objet intéresse à la fois la propreté, la santé. le repos qu'on obtient que par l'absence de la douleur et les soins les plus assidus.

On ne saurait donc y revenir trop souvent; mais ceux qui par état s'en occupent avec le désir d'être utiles doivent être brefs et concis, pour ne pas courir le risque d'effrayer la paresse de ceux qui ont le plus besoin d'instruction à cet égard, et d'être presque à leur insu bien guidés dans ce qu'ils veulent faire.

Il faudrait qu'on fût bien persuadé que le mauvais état des dents, ou leur destruction, entraîne tôt ou tard l'affaiblissement de l'estomac; mais on ne s'aperçoit du besoin qu'on en a que quand elles commencent à manquer, et c'est alors seulement qu'on peut faire entendre à ceux qui se plaignent des maux qui en proviennent que le rapport entre l'estomac et les dents est bien moins étranger qu'ils ne semblent le croire.

Sans doute la mauvaise qualité des dents ne saurait motiver les reproches qui ne sont dus qu'à ceux qui les négligent.

Telles personnes naissent avec des dents fragiles, comme avec un estomac débile; cet état demande encore plus de soins, et, si on ne peut pas toujours prévenir leur ruine, ces soins servent du moins à la retarder, ce qui est une consolation, une fâcheuse privation de moins pendant quelques-unes de nos plus belles années.

J'écris principalement pour les personnes qui, pourvues de belles et bonnes dents, sont assez peu amies d'elles-mêmes pour en négliger les avantages extérieurs.

On a fait autrefois la *fable de l'estomac et des*

membres; si on faisait aujourd'hui celle de l'estomac et des dents, combien celle-ci ne fournirait-elle pas de griefs à l'autre!

Un homme d'esprit attribue une grande partie des maladies dont on ignore la cause aux impuretés que la salive d'une bouche malpropre charrie dans le sang, en les y portant avec la mastication, ce qui fournit à la longue un mauvais chyle, toujours funeste à la santé.

L'homme abuse tellement de tous les dons que lui ont faits avec libéralité les destins, qu'il en est souvent prodigue, ou qu'il ne songe guère à les conserver. On a grand soin d'un bijou, on craint de déranger une montre, on fait réparer un beau meuble, et, pour des choses aussi précieuses que les dents, il y a des personnes qui ont une sorte de dédain qui ressemble à celui des plus stupides animaux.

J'ai vu un jeune homme de vingt ans, qui avait de très-belles dents, se casser toutes celles de devant en pariant qu'il jetterait par-dessus sa tête une chaise qu'il prit par un des travers du dos pour exécuter ce beau tour de force.

Oui, si je pouvais persuader à cette foule d'indifférents qui se respectent si peu, qu'on dirait que leur vie est une bravade perpétuelle et qu'ils narguent l'éternel ouvrier dont ils la tiennent, que la perte d'une dent est un malheur réel, puisque c'est une chose irréparable, je réussirais sans doute à préserver, avec le secours et le langage de la raison, le plus grand nombre de cette funeste apathie contre laquelle, comme dentiste et comme ami de l'humanité, je veux m'élever avec force.

En traçant principalement ces lignes pour le béau sexe, il m'a paru convenable que, suivant la marche méthodique qui s'est naturellement présentée à mon esprit, je m'adressasse d'abord aux jeunes personnes arrivées à l'âge où elles commencent à sentir le désir de plaire, et par conséquent que je les invitasse à suivre le précepte d'Ovide, qui, dans son *Art d'aimer*, leur dit : Que votre bouche soit toujours propre, vos dents blanches et nettes. Faut-il vous recommander de ne pas en laisser ternir l'émail ?

Mais, comme la plupart de celles auxquelles s'adresse cette leçon d'un des plus aimables poëtes de l'antiquité n'ont pas eu le bonheur d'avoir des mères assez prévoyantes pour les préserver des maux et des difformités auxquelles elles sont sujettes, sans qu'on puisse les leur reprocher à elles-mêmes, et qu'elles sont arrivées au moment de figurer dans les sociétés, où elles doivent débuter avec les désavantages dont on ne peut accuser que leurs mères, j'ai cru très-important de commencer par leur indiquer les soins que les jeunes personnes de quinze à seize ans doivent avoir de leur bouche, jusqu'à ce qu'elles soient mariées : c'est ce qui fera le sujet de mon premier chapitre.

Dans le second, je m'adresse aux femmes mariées, et je les engage à réfléchir sérieusement sur des dé-

tails raisonnés qui, quoique en apparence étrangers à
mon sujet, s'y rattachent cependant de manière à ce
qu'elles sauront les apprécier au profit de leur santé et
de la félicité domestique dont elles peuvent et doivent
jouir.

Dans le troisième, en parlant aux femmes âgées, je
me prononce avec force, en me permettant un épisode
qu'on voudra bien me pardonner, sur l'intérêt et le
respect qu'elles doivent inspirer, en dépit des infirmités
auxquelles les temps, en nous vieillissànt, nous con-
damnent tous indistinctement.

Je m'attache ensuite à leur prouver surtout que,
dans la vieillesse, il faut avoir la constance et le courage
de lutter contre cette puissance occulte qui dégrade
insensiblement ce qu'elle s'était plu à opérer de plus
parfait, pour qu'elles se garantissent jusqu'au terme
fatal d'une foule d'incommodités et de maux que le
dégoût de la vie, ou l'affaiblissement de facultés ani-
males qui en sont la suite, amène et prolonge.

Dans le quatrième, je combats les préjugés qui s'op-
posent à l'emploi si souvent utile des dents artificielles,
et j'en démontre jusqu'à l'évidence l'avantage, lorsqu'elles sont fabriquées, choisies, ajustées par une
main habile, de sorte qu'on puisse s'y méprendre en les
croyant vraiment naturelles ; car c'est en cela principalement que consiste le grand art, et ce qui fait le dés-
espoir des fraudeurs et des charlatans.

Dans le cinquième, je fais sentir à quels dangers,

pas assez connus et pas assez redoutés, s'exposent les femmes, notamment les plus délicates, qui, trop asservies à l'empire de la mode, dans un climat dont la température est, en un seul jour, aussi variée, aussi inconstante que celle du nôtre, courent le risque de passer du sein des plaisirs dans les bras de la mort.

Dans le sixième, enfin, je donne des préceptes généraux à suivre.

CHAPITRE Ier.

DU SOIN QUE LES JEUNES PERSONNES DE QUINZE A SEIZE ANS DOIVENT AVOIR DE LEUR BOUCHE, JUS-QU'A CE QU'ELLES SOIENT MARIÉES.

De la propreté des dents.

Qui ne doit pas craindre que le défaut de propreté ne donne des odeurs fétides à sa bouche? On ignore communément que le jurisconsulte a mis en question si celui-là se porte bien qui sent de la bouche.

Mais dans la société, où souvent on s'embrasse, il est assez connu que le nez seul sent tout le prix d'un fétide baiser.

C'est à quinze ou seize ans que les jeunes personnes quittent ordinairement leurs institutrices pour entrer dans le monde.

C'est à cet âge heureux, où la nature semble les combler de tous ses dons, en développant en elles toutes les facultés et tous les charmes qui les embellissent à nos yeux, et qu'elles s'observent entre elles avec une malignité jalouse, que leur moindre défaut n'échappe point à leur œil attentif, à leur inspection sévère.

Malheur à celle qui offre à la causticité des autres soit un maintien roide, un air gauche, soit une taille guindée, des gestes embarrassés, une démarche lourde, des manières trop bourgeoises! elle est à l'instant l'objet des chuchotements et des petits sarcasmes, qui sont le prélude du triomphe qu'elles s'applaudissent d'avoir cru remporter sur elle. Qu'on ajoute aux défauts naturels qu'elles ont cru remarquer en elle, et qui sont passagèrement pour la plupart l'effet d'une timidité qu'on ne peut vaincre; qu'on ajoute, dis-je, à une toilette peu ou mal étudiée une coiffure sans apprêts, une robe d'un mauvais goût, et mille autres riens qui la font juger sans rappel par le petit aréopage plus enclin à critiquer qu'à applaudir, et l'on se fera une idée des épreuves par où doit passer une jeune fille qui débute dans la société. Mais excités par l'envie, qui, disons-le, est encore plus un vice du beau sexe que du nôtre, ces impitoyables censeurs ne la livrent-ils pas sans miséricorde à l'examen des hommes, comme pour les disposer à ne trouver en elle pas un des attraits qui pouvaient les rendre moins sévères et les fixer un instant en faveur de la débutante? Mais si quelqu'un s'avise de faire remarquer qu'elle a de belles dents, un sourire agréable, chacune à la dérobée jette un coup d'œil sur la glace pour s'examiner elle-même et avoir un sujet de comparaison. Le trop fidèle miroir fait reculer de dépit celle dont la bouche maligne, mais garnie de dents jaunes ou gâtées, venait de prononcer anathème.

Les caquets ne sont plus animés; ils cessent tout à coup, et les belles dents triomphent. Celles qui sont alors désespérées d'en avoir de vilaines rougissent, sont confuses, et s'isolent des autres. D'ailleurs l'éloquent apôtre de la nature, l'immortel et sensible

Jean-Jacques n'a-t-il pas dit : Il n'y a pas de vilaines femmes avec de belles dents ?

Mais qu'une jeune personne se présente, accompagnée de toutes les grâces, sans coquetterie ; que sa toilette soit élégante et relève l'éclat de sa jeunesse, qu'elle ait un teint de rose, de beaux yeux, un air noble et gracieux, une modestie naïve, elle enchante au premier abord, elle voit dans tous les regards l'intérêt, l'admiration que sa présence inspire ; la critique est muette devant elle ; ses amies, malgré leur dépit secret, sont forcées au silence, et conviennent tout bas qu'elle est digne de tous les hommages.

Mais, quand on est provoqué par un déluge d'éloges, il est impossible de ne pas répondre aux compliments qu'on reçoit ; et ces belles lèvres, une fois entr'ouvertes, laissent apercevoir, au lieu de deux rangs de perles, un difforme râtelier de dents longues, couvertes de tartre et mal rangées ; son haleine effarouche la louange ; l'envie triomphe à son tour.

Les adorateurs, fâchés qu'elle ait ouvert la bouche, voudraient pouvoir retenir les félicitations dont ils se repentent d'avoir été prodigues. Elle a des dents affreuses, dit-on tout bas ; quel dommage ! Voyez combien elle étale de grâce en dansant ! mais elle a une bouche que n'ose fixer son cavalier, qui semble vouloir, en précipitant ses pas, éviter même son souffle ; elle parle avec justesse et sans afféterie, sans mignardise ; mais, ô malheur ! ce qu'elle dit, en sortant d'une bouche en désordre, n'a plus rien de suave et de séduisant. Toute sa personne avait captivé spontanément une assemblée nombreuse ; on ne s'empresse plus auprès d'elle ; elle a des dents de buis et d'ébène, attribut repoussant d'une vieillesse prématurée, qui la livrent à elle seule, malgré les autres avantages dont elle pouvait se glorifier et s'enorgueillir, mais qui ne prévalent pas, quoiqu'elle soit au printemps de son âge.

Ovide, l'auteur érudit de l'*Art d'aimer*, propose comme un préservatif contre l'amour de faire rire la jeune fille qui est mal dentée ; mais l'art ne peut-il donc pas venir à son secours de manière à la préserver de voir employer contre elle cette ruse perfide ?

Homme qui voulez plaire, faites aussi que votre bouche ne répugne pas à celle qui a su vous captiver.

Une demoiselle dont la bouche était en très-mauvais état, ayant chanté dans une société avec agrément, donna lieu à un mauvais plaisant, dont on demandait l'avis sur la chanson, de dire : Elle est jolie, mais l'*air* n'en vaut rien.

Voilà pourtant, et ne les perdez pas de vue, des tableaux trop vrais de ce dont j'ai eu l'occasion, comme observateur rapide, d'être témoin oculaire. Ainsi, si celle qui n'a pas le bonheur de réunir les qualités parfaites qui rendent accomplie a cependant celui d'avoir de belles dents, une bouche dont l'haleine est aussi pure que celle de Zéphire, on oublie tout ce qui lui manque ; elle a de belles dents, elle est préférée ; tandis que celle qui ne peut en montrer que de vilaines, malgré tous les autres agréments qu'on lui trouve et qu'elle veut en vain faire valoir, dédaignée, persiflée même, se voit exposée, dans l'âge où tous les cœurs volent au-devant de la beauté, à la désespérante fatalité de déplaire. Mais ce malheur vient souvent moins de la négligence de l'être qui l'éprouve que de celle de sa mère.

Oui, c'est un grand malheur de déplaire lorsqu'on réunit tout ce qui peut produire le contraire ; car il faut, malgré la fausse austérité d'une pruderie qui, chez certains parents, n'est que trop fréquente, qu'une fille se marie, et pour se marier il faut bien avant tout commencer par plaire et convenir à celui qui désire une compagne, une amie.

Voici ce qu'a écrit à ce sujet une demoiselle de dix-huit ans, en 1784, dans une brochure intitulée : *Moyens de plaire :*

» Le désir de plaire, dit-elle, est en général l'ambition de toutes les jeunes personnes ; quelquefois on leur en fait un crime. Pour moi, plus indulgente pour mon sexe, je trouve que, si rien n'est plus naturel que ce désir, rien aussi n'est plus légitime ; puisque nous sommes destinées à faire partie de la société, que nous en sommes le lien le plus nécessaire et le plus doux, pourquoi nous serait-il défendu d'ambitionner une place dans un cœur qui doit un jour combler nos vœux.

» La même raison exige que nous distinguions le mérite et que nous y soyons sensibles. Cette sensibilité produit l'estime : l'amour qui naît de ce sentiment et qui est entretenu par lui a un principe juste et noble.

» Il y a des personnes d'une sévérité outrée qui déclament sans cesse contre l'amour, sans lequel elles n'existeraient pas, et qui l'accusent de tous les désordres de l'univers. C'est, selon moi, une grande injustice. L'amour est par lui-même le lien et le charme de la société; mais il prend la teinte des cœurs qu'il blesse. Dans une âme vertueuse, il donne plus d'énergie aux vertus; il se dénature et se corrompt dans les cœurs vicieux. En un mot, je prétends que l'amour, qui est trop souvent le père de tous les vices, peut et doit devenir le père de toutes les vertus.

» Mais il faut observer que l'amour, pour produire d'aussi grands biens, doit nous être présenté des mains du devoir; il faut que ce soit lui qui détermine une jeune personne à s'abandonner aux mouvements naturels qu'elle sent naître dans son cœur, et que Dieu a placés ainsi dans le cœur de tous les hommes, pour former et entretenir la société; sans cela, elle court grand risque de se perdre ou de s'égarer. »

Revenons à ce que nous disions plus haut : un homme, en faisant le choix d'une épouse, serait humilié que, dans ce choix délicat, on ne lui supposât pas de goût et de raison, de prévoyance et de discernement; et comme il n'est point de vilaines femmes avec de belles dents, et par conséquent point de jolies femmes avec des dents pourries, la sympathie qui lie les cœurs ne pouvant naître de ce qui répugne au premier coup d'œil, la beauté, qu'on peut appeler une véritable dot, manquant aux désirs de celui qui la recherche presque exclusivement et pourrait s'en contenter en ayant, comme on le voit souvent, une fortune suffisante pour être à l'abri des revers, il est presque toujours impossible que celle qui ne peut prétendre à produire un sentiment durable compte sur la préférence qui sera accordée à une autre, assez heureuse pour réunir tout ce que désire avec raison un homme difficile. Mouton, dentiste renommé, confirme mes assertions en disant : On sait combien la perte ou le mauvais état des dents peut quelquefois nuire à la fortune. Que d'établissements manqués par cette disgrâce ! On voit des personnes, qui passent aisément sur d'autres défauts dans le choix de leurs domestiques et de tous ceux qui les approchent, extrêmement difficiles sur cet article, par le dégoût qu'on a naturellement d'une bouche en désordre et la prévention où l'on est qu'elle indique d'autres infirmités.

On m'objectera sans doute que la beauté passe, et que les qualités du cœur et de l'esprit durent toujours, qu'on doit, en y réfléchissant sagement, les préférer. Mais comment m'expliquera-t-on cet attrait qui décide subitement et entraîne, comme par enchantement, vers un objet accompli, celui qui s'embrase à sa vue ?

La vertu a sans doute des charmes bien puissants; mais ce qui frappe les yeux et les éblouit arrive, comme un rayon de feu, plus directement à l'âme et la captive, en l'enflammant plus impérieusement que les suppositions les plus brillantes, que la certitude même de l'existence réelle de qualités morales les plus parfaites et les plus séduisantes.

La vertu, cette émanation de la Divinité, a besoin que le tabernacle qui la renferme impose aux yeux, qu'on pourrait appeler les vedettes de l'âme. La vue d'un beau temple provoque le respect pour le Dieu qu'on y révère. C'est donc ce temple, c'est donc son tabernacle qu'il faut continuellement parer, décorer avec un soin scrupuleux et recherché, si l'on désire voir fléchir les genoux devant eux, ou plutôt devant ce qu'ils renferment.

Reprenons notre sujet. Il est triste, mais il n'est pas ridicule d'avoir les dents mal rangées, parce qu'il y a beaucoup de jeunes personnes dont les parents, cruellement sensibles, ont été effarouchés d'une opération de quelques minutes, et ont préféré laisser à de malheureux enfants, victimes de leur lâche résistance, des dents entassées les unes sur les autres, que de consentir à les voir souffrir une douleur d'un instant. D'autres, plus répréhensibles, y mettent une indifférence dont il n'est plus temps qu'ils se repentent, lorsque tout le monde les accuse et les blâme d'être les auteurs d'un mal sans remède.

Combien n'ai-je pas entendu de jeunes personnes qui venaient me consulter sur l'état de leur bouche dire à leur mère : Ta tendresse pour moi m'a été plus funeste que profitable. Oh! combien doit être douloureux un pareil reproche! combien ne doit-il pas occasionner de regrets amers à celles qui se le sont attiré par faiblesse ou par insouciance, quand elles auraient pu se l'épargner par une ferme résolution d'un moment.

Mais, en excusant celles qui peuvent rejeter sur leurs parents le tort d'avoir les dents mal rangées, nous finirons en disant qu'il est honteux, impardonnable, d'avoir des dents chargées de tartre ou de limon qu'on prendrait pour un enduit de rouille, et qui exhalent une odeur dont l'odorat le moins susceptible se sent affecté.

CHAPITRE II.

AUX FEMMES MARIÉES.

Après vous avoir recommandé, mesdames, le soin de votre bouche étant filles, je vous invite, étant devenues femmes, à prendre encore bien plus de précautions; je dis bien plus, parce que, si étant filles vous avez désiré attirer sur vous l'attention, et surtout rencontrer et fixer un ami pour la vie, qui fût orgueilleux d'unir ses destinées aux vôtres, autant vous avez cherché à faire naître dans son cœur ces sentiments délicieux qui font le bonheur de deux êtres rapprochés par les convenances, autant vous devez mettre de soin à les entretenir par celui que vous prendrez de vous-mêmes; car de quelques qualités, de quelques talents, de quelques vertus que soit douée celle qu'un homme a choisie pour être la compagne de sa vie, il faut encore qu'elle sache alimenter et conserver son attachement par tout ce que son extérieur peut offrir d'agréable.

Les beautés du corps ne sont que le vernis de celles de l'âme, et quand quelque chose de fastidieux affecte les sens et produit des dégoûts journaliers, il est bien rare que le prix qu'on attache aux qualités du cœur ne diminue pas en proportion de celui qu'on met aussi aux agréments corporels. Cela est si vrai qu'on voit tous les jours de jolies femmes faites pour plaire et trouver des partis avantageux, être, en quelque sorte, dédaignées par cela seul qu'elles avaient une bouche auprès de laquelle toutes les affections, tous les désirs expiraient.

Plus charmante cent fois que la fière opulence,
La propreté ravit mon cœur sans violence (1).

Il n'est pas rare d'entendre dire à des femmes mariées, avec un ton d'indifférence affligeant : Maintenant que j'ai des enfants et que les soins de mon ménage m'occupent tout entière, qu'ai-je besoin de chercher à plaire? c'était bon quand j'étais fille. Mais ce n'est pas exclusivement de plaire qu'il faut qu'une mère de famille s'occupe, ce serait une chose fort ridicule, mais c'est de ne pas déplaire, ou plutôt c'est de s'appliquer à entretenir dans toute sa pureté le sentiment primitif qu'elle a su inspirer lorsqu'elle a contracté l'engagement sacré d'être unie pour la vie à celui qu'elle a su captiver.

Sans doute, chères lectrices, vous m'objecterez qu'il faudrait que le sentiment d'attachement qui doit lier deux époux jusqu'à la fin de leurs jours fût bien peu solide, s'il ne tenait qu'à des dents plus ou moins belles. Je conçois aussi que, malgré les soins qu'une femme prendrait de sa bouche, elle pourrait être assez malheureuse pour avoir de très-vilaines dents, et qu'il serait très-affligeant pour elle que ce seul motif pût altérer et diminuer l'affection de son mari.

(1) *Art d'aimer* d'Ovide.

Mais je prie d'observer que je ne parle que dans la supposition d'une négligence impardonnable qui peut produire, sinon de l'antipathie, au moins peut-être du dégoût et par suite du refroidissement de la part d'un homme dont la femme, faute de soins, perdrait une portion des charmes qui l'avaient décidé puissamment à s'unir à elle. Qu'une femme soigneuse de sa personne ne puisse pas se garantir de la perte de ce qui la rendrait plus intéressante et plus précieuse aux yeux de son mari, et que le dégoût de la part de celui-ci résulte de cette perte, c'est un malheur ; mais du moins, en l'éprouvant, elle peut se dire : Ce n'est pas ma faute.

Au contraire, si celle qui n'a rien fait pour rendre durable cette tendresse exquise qui naît de la réunion des vertus aux charmes extérieurs voit insensiblement diminuer, par sa faute, ces attentions qui indiquent une constante affection, ces prévenances si douces de tous les instants, et qui naissent du plaisir pur qu'on éprouve en fixant un objet aimé, qu'elle s'en prenne à elle-même ; car chercher à plaire est d'abord une preuve qu'on aime ceux qu'on veut attacher à sa personne.

L'indifférence pour soi-même, le désordre, l'imprévoyance, la malpropreté, vice hideux qui dégrade tout être qui en est entaché, annoncent un cœur sec, point aimant, un esprit étroit, on dirait même une froideur insultante qui éloigne les hommes, parce qu'elle les rebute, les fatigue et les attriste. S'il était facile de les changer et de leur ôter jusqu'aux sensations naturelles qui les font s'écarter ou se rapprocher de ce qu'ils recherchent, certes il n'y aurait aucun risque à courir en ne se souciant point de leur plaire ; mais ils sont ainsi faits, et je m'entends mieux à redresser une dent difforme que leurs travers.

Les hommes, que la censure corrige rarement, sont tous, plus ou moins, comme ces sultans qui jettent toujours le mouchoir à la plus belle ou à celle qui leur convient le plus. C'est à la femme qui a su devenir la favorite à savoir aussi les garantir longtemps des préférences qui peuvent lui nuire et l'affliger.

Quand une femme cesse de plaire et vous fait repentir du choix qu'on a fait d'elle, il faut être vrai, c'est presque toujours sa faute, à moins qu'elle n'ait un de ces bourrus, farouches, irascibles et mécontents d'euxmêmes, comme de tout ce qui les entoure. Alors toute félicité disparaît autour d'elle ; l'ennui, la tristesse, l'infortune même lui succèdent, et son ménage n'est plus qu'un tombeau dans lequel elle se trouve ensevelie vivante. Cependant répétons avec le poëte célèbre, pour celles qui sont dignes de tous nos hommages :

> Le ciel a fait les femmes
> Pour adoucir nos chagrins, nos humeurs,
> Pour nous calmer et nous rendre meilleurs (1).

Mais où m'emporte, en tenant la plume, le désir bien excusable de m'écarter de mon sujet pour me livrer aux plaisirs de tracer quelques vérités utiles ! il faut y revenir.

Les dents étant le plus bel ornement de la bouche,

---

(1) Voltaire, dans *Nanine*.

qu'une femme n'ouvre habituellement que pour dire une foule de choses ou de riens aimables qui flattent plus que tous les discours de nos plus éloquents rhéteurs, il faut donc, d'abord pour elles-mêmes, ensuite pour les autres, qu'elle soigne chaque jour ce dont elle fait un si agréable usage; car les plus jolies choses, proférées par une bouche que l'odorat devine avant que les oreilles ne les entendent, perdent de leur valeur, comme les fleurs que flétrit le moindre souffle empoisonné n'arrivent à vous chargées, pour ainsi dire, que de particules d'air putride qui fatiguent l'attention et donnent des nausées à la place de sensations voluptueuses.

Certainement une femme mariée dont les dents mal entretenues répugnent à la vue et font qu'on prendrait pour une grimace chaque sourire qui lui échappe, risque de causer de la répugnance à l'homme qui voudrait l'entourer de toute sa tendresse.

· La plus aimable femme est tristement changée,
Quand son ris nous découvre une dent mal rangée.
La longueur en révolte ainsi que la noirceur,
Et chaque homme en devient l'implacable censeur (1).

Qu'elle ne s'en prenne donc qu'à elle-même, si, malgré les prévenances réitérées de sa part, celui qu'elle avait su charmer lui échappe pour aller porter ailleurs ses soins, ses affections ou ses hommages; qu'elle apprenne que le dégoût amène l'indifférence, d'où naît trop souvent l'infidélité. Ainsi les choses graves, dans ce monde, se rattachent aux choses minutieuses en apparence.

(1) *Art d'aimer.*

Femme mariée, tâchez donc, je vous le recommande, de conserver vos dents belles, ou du moins de les entretenir propre, puisqu'il peut arriver qu'il en résulte pour vous, en négligeant des précautions très-faciles, des chagrins cuisants qu'il est aisé d'éviter, et qu'une ou deux visites d'un dentiste tous les ans peut vous épargner.

D'ailleurs, si vous avez des filles, ne devez-vous pas en tout être leur plus parfait modèle? Soyez sûre que si elles vous voient négliger votre bouche, elles croiront ne devoir attacher aucun prix aux soins de la leur, et vous imiteront dans votre insouciance, comme elles s'empresseront de vous copier, si elles vous voient faire le plus grand cas de vos dents et de leur propreté.

Mais tâchons de réfuter et de détruire un vieux préjugé. Il n'est pas rare d'entendre dire presque à toutes les femmes mariées auxquelles il manque des dents, qu'elles les ont perdues pendant leur grossesse, et qu'à chaque enfant qu'elles ont eu, elles ont payé d'une ou de plusieurs dents le douloureux avantage de devenir mère.

Ce malheur a sa source dans le fatal préjugé qui porte à croire qu'une femme enceinte ne doit jamais faire toucher à ses dents, tandis qu'au contraire c'est précisément dans cet état qu'il faudrait apporter les soins les plus scrupuleux, les plus minutieux même à les conserver, à les nettoyer avec une brosse douce et un peu d'eau tiède, aromatisée avec quelques gouttes d'élixir, toutes les fois qu'une femme enceinte est obligée de vomir.

Les sucs de l'estomac, quoique joints aux substances

alimentaires, ont une action destructive sur les dents. O jeunes épouses, s'écrie à cette occasion l'auteur du *Dentiste de la jeunesse*, M. Duval, p. 75, vous qui payez si souvent par des vomissements les doux avantages de la maternité, ne négligez pas de laver promptement votre bouche après cette crise, si vous voulez conserver vos dents; autrement une ou plusieurs d'elles, d'une texture plus délicate, seront particulièrement affectées de carie; ensuite viendront les douleurs, qui, quoiqu'elles puissent tenir à une autre cause, vous forceront pour votre santé à en faire le sacrifice; l'abondance de ces eaux qui inondent votre bouche n'en exige pas moins les ablutions fréquentes; elles contribueront à empêcher que vos dents n'en perdent leur brillant. Plus d'une fois aussi vous avez accusé le lait de les rendre jaunes pendant le temps que vous nourrissiez. Cette remarque, qui n'a pas échappé à un célèbre médecin de Paris, M. Lorry, dans son traité sur les *Maladies de la peau*, doit aussi vous engager à veiller sur la propreté de votre bouche et à ne pas laisser séjourner le tartre sur vos dents pendant l'allaitement.

Il faut de plus, dans cet état, les faire visiter par un dentiste, au moins tous les mois, pour s'assurer s'il ne se forme pas un point de carie sur quelques dents, qui se perdraient en peu de jours.

Plusieurs d'entre vous, Mesdames, diront : Pourquoi les femmes doivent-elles moins négliger leurs dents dans l'état de grossesse que dans un autre temps ?

C'est que nécessairement, dans cette situation forcée, quoique naturelle, toute la machine étant en mouvement pour la formation et le développement d'un nouvel être dans les flancs maternels, tous les organes sont continuellement en action. Alors, l'organe dentaire étant un de ceux qui sont les plus susceptibles des diverses impressions qui agissent alternativement ou simultanément sur toutes les parties du corps, il n'est pas étonnant que les femmes enceintes, qui doivent éprouver dans cet état des effets tout contraires à leurs dispositions habituelles, ne soient exposées à des dérangements fréquents, à des infirmités passagères, dont la bouche surtout est moins exempte que le reste. Le sang, devenant plus abondant, porte partout avec violence les humeurs, qu'il charrie plus impétueusement que dans un autre temps, et, de même qu'il survient des taches à la peau, des rousseurs, de même les gencives et les dents doivent plus ou moins être affectées ; le limon, s'il y a déjà disposition, sera plus abondant, plus corrosif, les caries plus fréquentes, ainsi que les douleurs qui en proviennent.

Si une femme qui a souffert des douleurs de dents pendant sa grossesse a eu six ou sept enfants, même huit, comme cela se voit communément ; si, par négligence ou toute autre cause, elle a perdu à chaque enfant une ou deux dents, il ne sera pas étonnant qu'elle ait la bouche presque dégarnie, et qu'elle paraisse beaucoup plus âgée qu'elle ne l'est effectivement. Sera-t-il temps de se repentir d'avoir si peu songé à se garantir de cette irréparable privation, à l'âge où les femmes, parvenues ordinairement à tout le développement de leurs facultés morales et physiques, devraient jouir et être fières d'une existence corroborée par les dépenses que la nature, toujours active et libérale, a faites en leur donnant cette fécondité merveilleuse qui , provoquant en leur faveur les plus respectueux sentiments , les a rendues moins timides, plus confiantes, plus libres , plus vigoureuses , sans que néanmoins elles perdissent rien de cette pureté qui commande à la fois la vénération et l'amour ?

On ne saurait donc trop recommander aux femmes mariées d'avoir, pendant le cours de leur grossesse, le plus grand soin de leurs dents, pour se ménager les pures jouissances que procure une longue santé, récompense ordinaire à laquelle ne peuvent pas toujours prétendre celles qui n'ont point connu le mariage et les maux qu'il en coûte pour être mère.

Je me borne à leur conseiller de se tenir en garde contre les spécifiques, de consulter le dentiste qui jouit de leur confiance, et qui sait mieux que tout autre ce qui convient à leur tempérament et à la nature de leurs affections. Je désire que mes confrères soient aussi francs que moi dans l'exposé de leur doctrine ; notre art, qui tend à prendre une grande extension, y gagnera beaucoup ; les grandes et bonnes choses s'opèrent au grand jour.

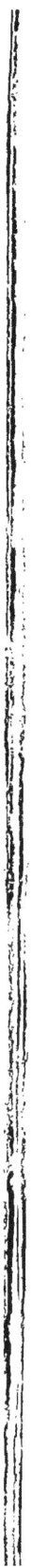

CHAPITRE III.

AUX FEMMES AGÉES.

Il y a trois périodes pour tout ce qui existe et tout ce qui respire sur la terre : le commencement, le milieu et la fin. Pour tout ce qui respire, le commencement se compose de la naissance ; le milieu, de la vie, et la fin, de la mort. La vie se compose de quatre âges : l'enfance, la jeunesse, l'âge viril, ce qui est l'âge de la force chez les deux sexes, et la vieillesse.

Il y a plusieurs gradations dans ces quatre âges, qui sont l'adolescence, la puberté, la maturité, le déclin, la caducité, et la décrépitude. Chaque sexe est soumis aux diverses infirmités qui sont le triste apanage de notre être, ce qui a fait dire à un poëte philosophe :

C'est au prix des douleurs qu'on paye l'existence.

L'enfant souffre quand les dents lui viennent ; l'adolescent, lorsque arrive l'époque des dents de remplacement ; l'homme fait, lorsqu'il commence à les perdre ; le vieillard, en les perdant. Ainsi la nature, aussi rapide, aussi active dans ses créations que dans ses destructions, est perpétuellement occupée à produire et à détruire. C'est donc une allégorie fausse que celle dans laquelle les peintres représentent le temps sous la figure d'un vieillard tenant une faux à la main, quand, ni jeune ni vieux, le temps, toujours nouveau, sème et moissonne à la fois.

On doit du respect à l'enfant, sans doute parce qu'il est faible et qu'il a besoin du secours d'autrui, parce qu'il périrait si on l'abandonnait à lui-même, parce que sa débile existence, à cette époque où il entre dans le cercle de la vie, ressemble à la décrépitude qui doit le ramener aux infirmités par lesquelles il débute dans ce monde, d'où elles le feront sortir en dispersant tout ce qui est matière.

On ne s'avise jamais de ridiculiser l'infirme et chancelante enfance ; elle n'est point en butte aux plaisanteries niaises ou amères, aux sarcasmes outrageants, au rire sardonique.

Les nourrices, les bonnes d'enfants, les sevreuses, comme par un égal instinct, les mères surtout s'acquittent avec plaisir des soins souvent repoussants qu'exige ces petits êtres qui, à leur tour, serviront ceux qui leur devront la vie, cette vie composée, presque sans lacunes, de soucis, de contrariétés, d'espérances, de traverses, de dépendances, d'ennuis, de dégoûts, de peu de jouissances, et de douleurs.

Outre le respect que l'on doit à l'enfance, il faut encore avoir pour elle beaucoup de patience, de tolérance, de complaisance de tous les instants. L'enfant est un petit sauvage difficile à apprivoiser. Mais si tous ces égards sont dus à l'enfance, qui ne les obtient que par sa faiblesse intéressante et les espérances lointaines qu'elle offre en échange des soins assidus qu'on lui prodigue, combien ne doit-on pas de vénération, de soins respectueux à la vieillesse, trop dédaignée de nos jours (1)!

On pardonne à l'enfant ses caprices, ses colères ; les infirmités de son âge ne rebutent ni ne dégoûtent ; on entoure son berceau de fleurs, on l'accable d'offrandes, on remplit ses petites mains de bonbons et de joujoux, on n'en reçoit pour récompense que des larmes, mais on le couvre de baisers.

Une jeune fille qui n'est encore qu'un bouton de rose est l'objet de prédilection de ses parents. On l'idolâtre ; son père et sa mère ne la contemplent jamais assez ; leurs cœurs palpitent lorsqu'ils pressent contre leur sein cette innocente créature dont les moindres caresses leur promettent des jouissances délicieuses, alors que leurs fils, entraînés par l'amour de la gloire ou l'attrait de toute autre vocation, ne leur ont laissé, en quittant la maison paternelle, que cette fille pour toute consolation de leurs vieux jours.

Pourquoi donc, par une indéfinissable bizarrerie, sommes-nous assez insensibles, assez ingrats pour dédaigner, ridiculiser les vieillards, les vieilles femmes, plus encore les vieilles filles, et avoir même pour ces dernières une sorte d'aversion? Ce sexe, auquel nous devons tout, ne mérite-t-il pas à tout âge notre défé-

(1) Lorsqu'un vieillard paraissait dans les spectacles, à Athènes, tout le monde se levait en signe de respect. Combien de jeunes gens, dans ce siècle, auraient grand besoin d'aller à une pareille école ; car on dirait, en les voyant si peu respecter les vieillards, qu'ils semblent croire ne devoir le devenir jamais. C'est pour cela peut-être qu'il en est tant qui font tout ce qu'il faut pour ne pas parvenir à une belle et saine vieillesse.

rence? Ces vieilles (1), qui, trop souvent, sont l'objet des injustes mépris, non-seulement des hommes, mais aussi de quelques femmes, n'ont-elles rien fait pendant leur longue carrière pour être traitées avec plus de ménagements et se voir entourées de plus de considération que l'esprit de frivolité qui domine dans les sociétés, que l'égoïsme et l'ingratitude presque universels ne leur en accordent?

Voyez cette mère courbée sous le poids des ans, dont les rides vénérables se comptent par le nombre de ses enfants et de ses petits-enfants; que ne lui doit-on pas! Partout où elle paraît, n'a-t-elle pas droit aux prévenances, aux attentions, à la préséance? Saurait-on jamais la payer assez de tout ce qu'elle a fait, de ce qu'elle a souffert pour élever une famille nombreuse? Faudra-t-il que, parce que de longs travaux, des chagrins, des souffrances, des maladies et l'âge lui ont fait

---

(1) Au lieu de dire ces vieilles, comme on le dit, pourquoi ne dirait-on pas ces *vieillardes*? On dit bien bavardes, savoyardes, bâtardes, etc. Il semble que les régulateurs de notre langue aient négligé de l'enrichir en refusant au mot vieillard un féminin qu'il n'a pas.

On dit bien reine, féminin du mot roi. Le mot vieillard, dans son acception, semble fait pour être accolé à l'épithète respectable, au lieu que le mot vieille, presque toujours pris en mauvaise part, est comme inséparable du dédain et de la dérision. Je ne suis point néologue; mais quand je veux rendre ce que je sens, et qu'un dictionnaire qui se croit riche me refuse le mot avec lequel je veux peindre ce que j'ai conçu, je m'irrite en écrivant, comme si, en voulant faire une opération difficile, je n'avais pas sous la main l'instrument sans lequel je ne pourrais réussir. Je ne saurais donc passer pour ridicule, en sentant qu'on serait bien moins arrêté qu'on ne l'est souvent, sans une vraie disette de mots, et si, au lieu de périphrases qu'on est forcé d'employer, on avait des expressions

perdre les agréments qui, avant qu'elle fût devenue mère, attiraient sur elle tous les regards, elle soit délaissée, livrée à elle-même et reléguée loin du monde, dans la solitude, quand par son expérience, souvent son esprit et ses vertus, elle a tant de quoi faire oublier qu'elle est bien loin du printemps de sa vie, que l'inexorable main du temps a changé sa blonde ou brune chevelure en cheveux argentés, que son costume d'un demi-siècle est proscrit par la mode, et surtout que sa bouche, jadis vermeille, aujourd'hui décolorée, est presque dégarnie de dents ?

Oh ! combien, au lieu d'être à charge, ne doit pas être précieuse l'existence d'une grand'maman dans une famille, pour laquelle il est rare qu'elle n'ait pas consacré ses plus beaux jours, usé sa vie laborieuse souvent dans les angoisses, les peines et les ennuis ! Quand la tombe fatale la réclame, honte à ceux qui ne sauraient la regretter ni la pleurer, car l'habitude de la voir attentive, de jouir de sa présence, de ses soins, de l'en-

convenues et reçues, qui nous manquent pour peindre plus clairement et avec plus de précision notre pensée. Quel que soit le résultat de mon observation, en la traçant telle qu'elle m'a passé par la tête, je la mets en circulation, en me disant : elle ne sera peut-être pas perdue. Après tout, pourquoi un dentiste, qui peut être littérateur comme un théologien, mécanicien ou médecin, n'inventerait-il pas et ne ferait-il pas admettre, s'il veut écrire, quelques mots inconnus, nouveaux, inusités, dont le déficit réel fait brèche dans nos dictionnaires ? Tout ce qui pourrait en résulter, c'est que, voulant s'égayer sur son compte, quelques plaisants diraient : c'est qu'il a voulu mettre à notre grammaire des dents qui lui manquent. Au surplus, qui pourrait trouver mauvais ou inconvenant que moi, dentiste, je voulusse entreprendre d'extirper les vieux chicots de notre ancienne académie, pour orner d'un râtelier neuf et complet sa bouche en désordre ?

tendre raconter ce qui s'est passé sous ses yeux, ce qu'elle a su prévoir pour les siens et sa postérité, doit laisser un grand vide dans la maison dont elle était la respectable doyenne, et dans le cœur de ses enfants, dont elle était le meilleur guide.

Femmes qui avez à vous plaindre des rigueurs de l'âge, que n'ai-je à ma disposition la fontaine de Jouvence! je vous inviterais toutes à venir vous y rajeunir. Mais mon art ne peut que vous empêcher de paraître moins âgées; c'est beaucoup, je vous offre des ressources qui sont seules en mon pouvoir.

On voit des femmes âgées avoir plutôt encore de bonnes dents que de belles; elles doivent être extrêmement jalouses de les conserver jusqu'à la fin de leurs jours, car c'est le dernier ornement dont elles puissent se glorifier. Le Maire, chirurgien-dentiste du roi et de la reine de Bavière, dit, en parlant de ces tristes reliques :

Ce n'est jamais impunément pour les dents qui restent à cinquante ou soixante ans qu'elles éprouvent le moindre choc.

Les sucs nourriciers n'ayant plus cette vigueur que leur donne la jeunesse, il faut suppléer à cette insuffisance par les soins quotidiens que demande l'entretien de sa bouche. Quand, après avoir eu des richesses, il reste encore quelques perles, pourquoi les laisser se ternir ou se dégrader entièrement? La propreté, vertu de tous les âges, ne doit-elle pas nous inviter, quand la vieillesse nous courbe, nous ride, nous dessèche et nous mine en détail, à faire usage fréquemment des moyens de voiler au moins, au profit de l'amour-propre, les torts qu'elle nous a faits?

Je vois souvent des femmes de soixante ans auxquelles il ne reste que quatre ou six dents à chaque
mâchoire, et qui semblent n'y plus tenir, soit parce que
le regret d'avoir perdu les autres leur donne de l'insouciance pour celles qui leur sont restées fidèles, soit parce
que la crainte de les ébranler en y touchant, de les
perdre, leur ôte l'envie de les entretenir. Cependant elles
pourraient, à la rigueur, les conserver; il est vrai que
souvent on pourrait croire qu'un dur mastic enveloppe
ces tristes reliques, et qu'il ne forme, par son amalgame
avec elles, qu'une ou deux seules dents de toutes, tant
elles sont chargées d'un tartre épais qui contribue à
leur prochaine destruction, et que quelques dents artificielles bien posées pourraient maintenir en place très-
longtemps.

CHAPITRE IV.

DES DENTS ARTIFICIELLES.

Tous ceux qui tirent les dents ne sont pas toujours assez habiles pour les bien extraire, car il se présente à chaque instant des difficultés nombreuses et nouvelles que la science même n'a pu prévoir, que l'expérience n'a jamais rencontrées, et qui embarrassent souvent le praticien le plus exercé. Aussi ne voyons-nous que trop de personnes qui ont à se plaindre de la cruelle maladresse de ceux auxquels elles se sont malheureusement confiées. Que de graves accidents n'en résultent-ils pas ? Il est donc bien important de s'adresser autant qu'on le peut à un homme instruit, au lieu de s'abandonner entre les mains du premier venu, et d'avoir à craindre de s'exposer à de plus grands maux que ceux dont on désire se débarrasser.

Comme le fait remarquer un bon praticien, des douleurs violentes, la fracture de l'alvéole, l'hémorragie, la luxation de la mâchoire, la fracture des arcades alvéolaires, la rupture du sinus maxillaire, l'ébranlement de toutes les dents, telles sont souvent les suites funestes d'une simple extraction. Ces terribles accidents, auxquels il est difficile de remédier, devraient suffire pour convaincre les malades qu'il ne faut extraire qu'en dernière ressource, et s'adresser à un dentiste prudent et consciencieux.

Sans doute, il est beau de savoir bien opérer, de savoir bien extraire les dents, et mieux encore de savoir employer les moyens de les conserver, toutes les fois qu'il est possible; mais tout cela ne suffit pas pour constituer le vrai dentiste, qui doit être familiarisé avec toutes les parties de son art et les connaître parfaitement. Il en est une aussi qui demande beaucoup d'intelligence, d'habitude, d'adresse et de tact, parce qu'il faut inventer, combiner les proportions, assortir, ajuster, polir et fixer avec la dextérité et la perfection qu'on doit attendre d'un bon mécanicien : il s'agit des dents artificielles.

Pour bien mettre une dent, il faut en avoir fait, en avoir manqué; il faut aussi que le dentiste sache et qu'il ait la bonne foi de dire, sans être jamais guidé par un vil intérêt, s'il est dangereux ou avantageux de remplacer une ou plusieurs dents par des dents artificielles, parce qu'il y a des cas où il est nuisible d'en mettre, comme il en est beaucoup où il est extrêmement nécessaire d'en placer pour aider puissamment à la conservation de celles qui restent.

Celui qui ne sait qu'ôter les dents, c'est-à-dire détruire, n'est pas dentiste; celui qui sait et préfère les conserver, celui qui en sait faire, et, qui plus est, sait les poser, c'est-à-dire les corriger, remplacer, imiter la nature, enfin créer, tirer pour ainsi dire la vie de la mort, celui-là est dentiste.

Le Maire, dont j'ai déjà parlé, rapporte, dans son *Dentiste des Dames*, qu'un ancien praticien disait :

Puisque rien ne vieillit plus que le défaut des dents, surtout au devant de la bouche, de quelles ressources est pour nous l'art qui tantôt nous remet dans notre état naturel, et tantôt semble reculer la vieillesse!

Malgré tous ces avantages, présentés, préconisés dans les écrits des savants, il n'est pas étonnant que beaucoup de personnes montrent de la répugnance à faire remplacer les dents qui leur manquent. Comment cela ne serait-il pas? N'entendent-elles pas dire à la plupart de celles qui s'en sont fait mettre qu'elles tombent à chaque instant, qu'on peut les avaler sans s'en douter, qu'elles occasionnent la chute de celles auxquelles on les assujettit, qu'elles donnent des fluxions ou mauvaises odeurs à la bouche ; qu'il est impossible, lorsqu'il manque plusieurs dents, de les remplacer de sorte que tout le monde ne puisse s'en apercevoir; que ces dents étaient quelquefois si mal placées, qu'elles empêchaient plutôt la mastication qu'elles ne la facilitaient? Toutes ces absurdités ne suffisent-elles pas pour détourner beaucoup de personnes d'avoir même l'envie de faire réparer le mal causé par quelque accident ou les injures de l'âge, pour effrayer ceux qui perdent leurs dents, n'importe comment, et les éloigner à jamais de l'intention de se faire remeubler la bouche?

Mais, comme le dit un célèbre dentiste, il faut convenir et avouer avec peine que, par malheur, on s'adresse souvent à des ignorants, comme il y en a beaucoup, qui se mêlent effrontément de ce qu'ils ne connaissent pas, et ont l'audace de travailler sans avoir la moindre notion d'un art dont ils sont la honte, sans avoir acquis le moindre talent que tout honnête homme s'empresse d'obtenir avant de se hasarder à exercer la profession de dentiste.

Cet art difficile et très-étendu est une des branches de la chirurgie dans laquelle on rencontre tous les jours les opérations les plus délicates et des obstacles imprévus, que le plus expert renonce à vaincre, encore plus à brusquer, en tentant une expérience, dans la crainte de compromettre sa réputation, qui lui est plus précieuse que tout le lucre provenant d'un travail hasardé et même dangereux.

L'ignorant ne voit, ne connaît point d'obstacles: aussi, que de sots en tout genre font fortune, parce que, ne prévoyant aucuns dangers, ils marchent hardiment dans la route. L'honnête homme, qui réunit la probité aux lumières, hésite par prudence et non par timidité, en se disant : dans le doute, abstiens-toi.

Quand les ignorants trouvent occasion de s'enrichir, peu leur importe le mal qu'ils vont faire ou qu'ils ont faits; ils ont ce qu'ils convoitent, ils ont de l'or, ce qui vaut mieux pour eux que la plus solide et la plus honorable réputation ; ils jouissent en se disant :

L'or change en demi-dieux des hommes inconnus,
Et dix mille louis font autant de vertus.

Aujourd'hui que l'art du dentiste est porté à un grand degré de perfection, et qu'on peut aisément distinguer le charlatan, le jongleur, du véritable et bon praticien, est-il

donc si difficile de s'adresser à un dentiste bien famé?
N'en trouve-t-on pas dans toutes les grandes villes, où
les honnêtes gens instruits se sont heureusement ligués
contre tous les empiriques, que la sagesse de tout gou-
vernement doit proscrire partout où ils seraient tentés
de faire des dupes, sagesse qui, chaque jour, ennobli-
rait un état précieux qu'on rougissait autrefois d'em-
brasser.

Pourquoi les étrangers qui vont à Paris, les cu-
rieux, les habitants même de chaque ville où il y a des
dentistes, se laissent-ils éblouir par l'exposition permanente de dents postiches, de râteliers complets, isolés
ou adroitement ajustés à des masques de cire qui semblent, en souriant aux passants, les inviter à entrer chez
cette espèce de tabletiers qui, plutôt sculpteurs d'os et
d'ivoire que dentistes, leur ajusteront comme ils l'enten-
dront de beaux peignes très-finis dans la bouche ; car,
n'en déplaise à ces merveilleux fabricateurs de dents
bien enchâssées dans des gencives colorées avec art, elles
sont toutes faites comme dans le même moule.

Leurs dimensions uniformes, régulières, comme si
elles étaient faites pour la même mâchoire, sont si
éloignées de celles fabriquées par la nature, qu'elles ne
sauraient supporter le coup d'œil sévère du connaisseur.

A la vue de certaines enseignes, qu'on prendrait
plutôt pour celles de quelques chétifs spectacles de pan-
tins que pour celles de quelqu'un qui s'annonce comme
faisant des opérations chirurgicales, en voyant le même
personnage se disant tout à la fois coupeur de cors et
dentiste, paraîtrait-il moins bizarre de voir au-dessus

de la porte d'un parfumeur : un tel, parfumeur et vidangeur?

Un dentiste renommé, qui a écrit à ce sujet, a dit que tous ces afficheurs ne méritaient pas plus de confiance que d'indulgence. Je pense, avec cet illustre praticien, que le talent qui se révolte contre eux ne saurait courir le risque de passer, en les signalant, pour être mû par l'envie.

Faudra-t-il, quand les funestes entreprises de l'ignorance empêchent qu'on ne le distingue et qu'il n'obtienne ni confiance ni estime, faudra-t-il qu'il n'ose élever la voix contre ces appâts multipliés et tendus sans cesse à la crédulité, lorsque c'est encore plus pour l'humanité trop aisément séduite qu'il parle, que pour l'honneur de l'art? Ces étalages de dents, faits pour augmenter le nombre des dupes, annoncent-ils la parfaite connaissance de la forme exacte et naturelle de la mâchoire, et même des dents? La plupart des personnes qui voient à la porte d'un dentiste un tableau qui leur montre des dents d'ivoire artistement rangées en apparence, admirent, s'extasient, prennent l'adresse de l'homme sans pareil qui a fait un chef-d'œuvre unique, et se gardent bien d'aller, quand elles en ont besoin, chez l'homme modeste qui opère bien et ne s'affiche pas, et, si elles s'en repentent, il n'est plus temps d'y avoir recours.

Dans tous ces cadres qu'on rencontre dans quelques rues, ne reconnaît-on pas cette vieille teinte de charlatanisme qui sied si peu aux vrais dentistes, qui ne cherchent point à fasciner les yeux. Plusieurs de mes confrères, qui n'ont pas besoin de s'afficher pour se faire valoir, qui sont très-distingués par leur talent, ne feraient-ils pas mieux de faire disparaître ces énormes dents peintes en rouge, qui ressemblent plutôt, avec leurs trois ou quatre gigantesques racines, à des sellettes ou à des tabourets, qu'à des dents, et qui éloignent, au lieu d'attirer ceux qui ont besoin d'avoir recours à notre ministère ; car on ne peut disconvenir qu'un tel étalage a quelque chose de ridicule et de repoussant?

Sabatier, d'illustre mémoire, que regretteront long-temps ceux qui l'ont connu et su apprécier, disait, à l'occasion des dents artificielles : Ce n'est pas dans les cadres dorés qu'il faut les juger, c'est dans la bouche. Tout homme peut, avec un modèle, sculpter une dent ; mais il appartient à très-peu de gens de les bien poser et de bien leur faire faire leurs fonctions. Il disait aussi qu'un bon dentiste était un homme bien précieux pour la société.

Il est fort étonnant que, dans un siècle aussi éclairé que le nôtre, un art dont le but est de conserver l'organe le plus nécessaire à la mastication et à la digestion, à rendre la voix belle et sonore, à maintenir la salubrité de la bouche, l'haleine douce et agréable, à prévenir cette foule de maladies de poitrine, trop souvent causées par des dents pourries, dont les exhalaisons putrides sont constamment respirées et absorbées par les poumons ; enfin que l'ornement le plus précieux des hommes et du beau sexe soit encore livré à l'impéritie, et plongé dans un oubli mortel qui s'oppose aux progrès de cette partie intéressante de la société humaine.

Il est temps de retirer un art si précieux de l'ignorance et de l'oubli ; il est temps de dévoiler et de dé-
tailler avec précision les procédés les plus salutaires à
la conservation des dents et de la bouche ; il est temps
enfin que les hommes instruits qui réclament nos soins
puissent distinguer les chirurgiens honnêtes qui avec
principes et probité obtiennent dans leur pratique des
succès marquants, de ces nombreux ignorants qui muti-
lent les bouches les mieux organisées, altèrent ou
abîment les dents, les remplacent par des procédés dangereux, qui achèvent de détruire celles qui pourraient
servir encore longtemps.

Tout le monde a des dents sujettes à tous les inconvénients qui y sont attachés ; qui que ce soit ne peut
donc dire qu'il n'aura jamais besoin de dentiste. Quand
elles naissent, on ne peut, sans risque, se passer des secours de son art ; quand on veut les conserver, il faut
y recourir ; quand on doit les perdre, on en a plus
besoin que jamais, parce qu'elles font souffrir, et que la
douleur est un implacable tyran.

Un bon dentiste est donc tout à la fois le réparateur et le
conservateur des dents. Si une pièce artificielle est bien
faite et bien fixée, elle ne tombe jamais, ou cela est bien
rare ; la seule sujétion, lorsqu'une pièce est bien faite et
bien attachée, c'est d'en avoir soin comme de ses propres
dents.

Quand on n'emploie que de bonne matière pour fabri-
quer des dents artificielles, elles ne doivent jamais
changer de couleur qu'en cas de maladies ; car les malades ne veulent ou ne peuvent s'assujettir à laver fréquemment leur bouche, ou ceux qui les entourent né-

gligent' de leur recommander ce soin, qui est plus nécessaire que lorsqu'on est en bonne santé.

Les dents artificielles, l'expérience me le prouve, conservent plutôt celles auxquelles on les assujettit qu'elles ne les font tomber, parce qu'elles leur servent de point d'appui ; et, d'après des procédés ingénieux, on a vu souvent des dents prêtes à tomber redevenir fermes par la présence d'une pièce artificielle qui avait été bien placée. Jamais, si l'on a soin de les nettoyer tous les jours, elles ne donnent mauvaise odeur à la bouche.

D'ailleurs, beaucoup de gens naturellement malpropres prouvent qu'il n'est pas besoin d'avoir des dents artificielles pour avoir une haleine repoussante.

Quand un artiste a bien trouvé la nuance de l'émail des dents de la personne à qui il en faut une ou plusieurs, il est impossible à l'œil le plus exercé et le plus fin de s'apercevoir qu'elle a de fausses dents.

Il n'est pas si aisé de s'apercevoir quand quelqu'un s'est fait mettre des dents, y eût-il longtemps qu'il lui en manquât. Comme rien n'est si naturel à voir qu'une bouche garnie, et qu'on est toujours plus frappé des difformités d'autrui que des agréments, la vue est tout d'un coup familiarisée avec un objet qui est à sa place, et plus l'art se rapproche de la nature, moins les yeux sont prompts à le découvrir.

Les anciens, nos maîtres en tant de genres, n'ont pas connu l'art heureux de réparer la perte des dents naturelles par l'application de fausses dents. Le peu de notions qu'ils nous ont transmises fait penser qu'il n'a été ni fort répandu ni fort célèbre dans leur temps.

Que diraient-ils s'ils voyaient de nos jours les dentistes égaler, surpasser la nature en reproduisánt les dents qui manquent? En effet, comme le dit ingénieusement un écrivain en parlant de cette invention, ou plutôt de cette perfection moderne dans la pose des dents :

Est-il rien de plus agréable à voir qu'une bouche toujours saine, ornée de belles et bonnes dents, toujours fraîches et jamais gâtées? rien de plus favorable à la santé et aux forces? Enfin, dans l'âge avancé, n'est-on pas encore heureux de faire remplacer de vieilles dents pourries par de belles et bonnes dents artificielles qui, bien exécutées et solidement ajustées, rendent les mêmes services que les dents naturelles de l'âge moyen?

Mais terminons.

A quoi servirait ce que je viens de dire en me renfermant dans un cercle aussi étroit pour ne point fatiguer le genre de lecteurs auxquels je me suis adressé, si je n'ai pas eu l'avantage de les convaincre que l'art peut et doit seconder la nature; que l'insouciance est plus leur ennemie que les maux mêmes qui en sont la suite; que résister au langage de la vérité et de l'expérience, c'est se condamner au rôle stupide de la brute, indocile à la main qui veut la guider et la soulager? Souvent on dit :

La paresse pour l'homme est presque le bonheur.

Il est trop vrai que l'apathie, le volontaire engourdissement dans lequel se complaisent quelques personnes, une inaction constante et monotone, sont une sorte de félicité pour les individus sans âme et sans énergie. Ne pourrait-on pas dire avec plus de raison :

La paresse de l'homme éloigne le bonheur?

Que de choses ne pourrait-on pas entasser en preuve de cette vérité! — On néglige ses affaires, ses intérêts, on n'aime pas l'occupation, le travail, on ne peut s'appliquer à l'étude; il y a des êtres vivants qui vraiment sont des espèces de végétaux.

Comment, doué de raison, peut-on négliger l'enveloppe de son âme, cette émanation divine qui semble nous assimiler au grand Être, en nous rapprochant de son essence? Rien devrait-il fixer plus notre attention, exiger plus de soins assidus? Ce reproche n'appartient pas heureusement à tout le monde, car on a grand soin de sa chevelure, de ses ongles, de ses mains, de ses pieds ; mais on songe à peine à ceux que réclame journellement la bouche.

Ceci me conduit naturellement à faire quelques citations qui, quoique supposées, n'en sont pas moins véritables.

On voit étinceler les diamants et briller les pierres précieuses au cou, au bras d'une femme qui, très-orgueilleuse de cette parure, ne rougit pas que chacune de ses dents soit couleur d'ardoise.

Des doigts de telle autre jaillissent des étincelles que l'œil à peine peut fixer : les rubis, les émeraudes, les coraux, les saphirs, les opales, les escarboucles forment un riche diadème, tandis que deux demi-cercles de tartre jaune ornent sa bouche. Quel contraste entre le peigne d'or surmonté de perles qui retient ses cheveux, et les deux rangs de gencives livides servant de sertissure à des dents qui vacillent à chaque mouvement de la langue! On songe à enrichir le joaillier, dont le brillant mais inutile ouvrage donne une grande importance; à peine sait-on la demeure du dentiste.

Malgré tous les livres, malgré toutes les leçons que donnent les infirmités qui proviennent de la négligence pour la bouche, les indomptables préjugés multiplient les victimes, et le mal se propage plus promptement que la vérité.

Remarquez qu'un grand nombre de personnes courent chez le dentiste lorsqu'elles y sont forcées par la douleur, beaucoup plus qu'elles n'y sont conduites par le désir de la prévenir et de faire conserver leurs dents.

Un des plus grands amis de l'humanité, Tissot, qu'il suffit de nommer pour donner une idée de toutes les vertus du médecin philanthrope, s'exprime ainsi : On peut dire des maux de dents ce qui s'est dit des rhumes : les malades et les médecins les négligent beaucoup trop; on les laisse s'invétérer, et ils ont les suites les plus tristes.

La douleur continuelle et l'insomnie détruisent la santé, produisent souvent la fièvre, et, en affaiblissant le genre nerveux, jettent souvent dans les vapeurs et les convulsions; les dents se gâtent totalement, et, outre le désagrément qui en est la première suite, le malade, réduit à ne vivre que de soupe et de bouillie, à moins d'avaler sans mâcher, ruine son estomac et ses digestions; et l'on voit souvent des femmes que quelques

violents maux de dents changent au point de les rendre
méconnaissables, et qui ne se remettent jamais entièrement.

Il est donc extrêmement important, dès que les maux
de dents reviennent fréquemment, d'en rechercher at-
tentivement la cause et de la combattre avant que la
santé soit altérée et les dents gâtées au point qu'on ne
puisse plus espérer de guérison sans les perdre.

Voyez cette duègne antique qui déclame contre ce
qu'elle appelle les arracheurs de dents, qui n'ont point
coopéré à la chute des siennes, et qui resserre ses lèvres flétries de peur qu'on aperçoive qu'elle cache des
clous de girofle, dont le parfum indique assez qu'ils ne
sont pas tirés des îles Moluques!

Voyez ce discoureur assommant qui vous parle sous
le nez, en lançant de petits jets de salive sur la figure
étonnée de ses trop bénévoles auditeurs !

Voyez cet orateur profane ou sacré suant pour se
faire entendre, et dont la voix s'étouffe entre des mon-
ticules de tartre, se retirer sans avoir produit d'autre
effet que du bruit et que de faire bâiller son auditoire!

Ils ont tous négligé leur bouche. O préjugés !

Une personne disait que feu monsieur son cher père,
d'illustre et rayonnante mémoire, mort à plus de 90 ans,
ne s'était jamais fait nettoyer la bouche et qu'il avait
conservé ses dents.

Quelqu'un qui avait longtemps vécu auprès du bon
homme répondit : Mais aussi, pendant quarante ans, à
quelle distance respectueuse et calculée n'avais-je pas
l'attention de me mettre lorsque le défunt daignait m'a-
dresser la parole!

Quel dommage pour quelques personnes qui laissent aller leur être au gré des caprices du temps, et dont l'haleine empestée tuerait les mouches au vol, qu'elles n'aient pas reçu de la nature l'avantage d'avoir, comme le caïman, crocodile de Saint-Domingue, sous la mâchoire inférieure, dans les rides de la peau, une glande renfermant du musc ; elles seraient sûrement un peu plus supportables (1) !

(1) Voyez l'*Histoire naturelle du crocodile de St-Domingue*, par M. Discourtilz.

CHAPITRE V.

En écrivant en faveur de l'humanité, si souvent
sourde aux préceptes de ceux qui consacrent leurs veilles
à la servir, il est presque impossible, lorsqu'on est
obligé d'entrer jusque dans les moindres détails, de ne
pas paraître vétilleux aux yeux de ceux qui ne savent
pas vous rendre justice ou apprécier jusqu'à la plus
mince observation, si elle doit être de quelque utilité
pour la santé. Mais qu'importent à celui qui veut atteindre son but les frondeurs et les sots, pourvu que sa
tâche se remplisse avec succès et que l'approbation des
gens sensés soit la récompense de ses efforts?

Je m'attends bien que ceux qui trouveront minutieux les soins que je recommande à toute personne jalouse d'avoir une belle bouche, de s'affranchir des maux
qu'entraîne l'insouciance sur cette partie, vont dire :
Mais pour les dents qu'a-t-on besoin de tant de précautions? ne peut-on pas, sans tant d'assujettissement, en
avoir comme bien d'autres de belles et de bonnes? Mais
parce qu'il y a des gens qui parviennent jusqu'à l'âge le plus
avancé sans avoir eu d'infirmités, croit-on qu'il importe
peu de se prémunir contre tout ce qui les occasionne?
Si à 90 ans ce vieillard a conservé toutes ses dents sans

avoir jamais eu recours au préservatif des douleurs qui pouvaient affecter cet organe, parce que, comme on en voit plusieurs, il ne portait pas en lui le germe des maladies qui exigent des soins particuliers pour la bouche, faudra-t-il se croire assez privilégié de la nature pour arriver à la plus grande vieillesse sans avoir besoin ou du médecin ou du dentiste?

Il y a une remarque très-sérieuse et très-importante à faire sur la négligence qu'on met à soigner ses dents : c'est que sur cent personnes réunies au hasard, à qui il en manque, on en trouvera quatre-vingt-dix-neuf qui les ont perdues faute de prévoyance et de soin. Il y a des vérités qui ne cessent pas de l'être, quoiqu'on puisse les regarder comme exagérées. Ceci me conduit naturellement à combattre un préjugé presque partout adopté par l'insouciance ou la paresse, honteux d'avoir une sorte d'aversion ou d'éloignement pour ceux dont l'art utile pourrait les préserver de bien des maux.

On croit et l'on répète sans cesse que, sans avoir recours jamais aux dentistes, les gens de la campagne ont généralement de belles et bonnes dents. Je soutiens et j'affirme, d'après des observations très-multipliées, qu'ils sont plus ou moins victimes de l'abandon dans lequel ils sont élevés sous ce rapport; qu'il y en a qui, faute de savoir à qui s'adresser, sont exposés à des tourments perpétuels occasionnés par le très-mauvais état de leur bouche. Dira-t-on qu'il n'y a pas quelques contrées en France où il est rare de voir surtout les femmes avec quelques dents de reste, depuis l'âge de 18 à 30 ans?

Quelles que soient les causes qui influent sur cette

infirmité, attribuée aux eaux ou à l'air, j'ai la preuve certaine que beaucoup de personnes auxquelles j'ai enlevé avec la lime les parties cariées de leurs dents ont été préservées de leur perte malgré la cause à laquelle on semble l'attribuer. Eh bien ! que ces personnes eussent négligé d'avoir recours à l'art, elles auraient augmenté le grand nombre d'édentés. Quand vos dents réclament des soins et sont en mauvais état, vous n'avez pas d'excuse à faire valoir en faveur de votre insouciance ; il faut y remédier, ou je n'ai plus rien à vous dire, si votre goût est de ne les pas conserver.

Si je me permets d'examiner jusqu'à quel point la mode de se parer avec des costumes trop légers, adoptée par les femmes du siècle, influe sur la santé et particulièrement sur les dents, ne dois-je pas craindre d'être trouvé par elles un censeur trop rigide ? Il faut cependant qu'elles me permettent de leur faire observer qu'avant moi des hommes plus instruits, mais sagement sévères, excités, guidés par une longue expérience, ont déclamé fortement contre la dangereuse folie de se vêtir trop légèrement, et se sont en cela montrés les amis ardents de la santé des femmes imprudentes, entraînées par l'usage et l'exemple, qui, dans la saison des bals surtout, préfèrent courir, au risque d'attraper un rhume, des maux de gorge, une douleur de dents cruelle, une fluxion de poitrine, au plaisir passager et frivole de montrer que la nature a été prodigue envers elles de ses plus riches faveurs. Oh ! combien elles auraient soin de se mieux couvrir, si elles savaient à quoi elles s'exposent ! que de jeunes personnes moissonnées à la fleur de leur âge, pour être sorties en sueur d'un bal où elles avaient su charmer tous les yeux! soit qu'elles s'en retournent à pied, soit qu'elles montent dans une voiture, ce qui est plus dangereux, le froid qui les saisit devient quelquefois mortel. C'est dans une fête qu'elles ont été trouver une fin prématurée ; c'est l'indiscret désir de plaire, ou la crainte d'être ridiculisées pour avoir pris la précaution de ne pas s'exposer, presque nues comme les autres, à des suites funestes, qui les conduit au tombeau et met dans le deuil une famille dont elles faisaient les délices. Quel tableau effrayant feu le fameux Desessart, médecin de l'enfance et de la jeunesse, n'a-t-il pas fait sur les inconvénients qui résultent de cet usage pour la santé des femmes! Comment pourrais-je, dit-il, effacer de ma mémoire cette personne qui, brillant de toutes les grâces et de la force de la jeunesse, jouissant à 6 heures du soir de la plus brillante santé, est entraînée, sous le costume de la presque nudité, dans une de ces fêtes comparées avec raison aux saturnales des Romains, et rentre à onze heures, saisie du froid, la gorge sèche, la poitrine oppressée, déchirée par une toux violente, et perdant bientôt la raison, en proie au feu dévorant de la fièvre, ne recevant de notre art qu'elle implore de légers soulagements que pour expier dans les longues souffrances de la phthisie et dans une fin prématurée la crainte de paraître ridicule (1)!

Que de médecins, que de dentistes seraient moins occupés, sans cette funeste fantaisie d'imiter dans nos cli-

(1) Résultat des observations faites sur les maladies qui ont régné dans plusieurs départements.

mats, dont la température est si variée et si capricieuse, les femmes élégantes de la Grèce, qui, placées sous un ciel moins changeant, n'ont point à redouter ces tristes inconvénients !

Il n'est pas rare de voir, dans plusieurs parties de la France, trois saisons dans un jour : beau le matin, de la pluie à midi, du froid le soir. Il faut donc jeter plus souvent les yeux sur le thermomètre que sur le miroir, de peur de s'exposer à cette intempérie. Le sexe le plus délicat, le plus faible, le plus en butte aux diverses influences de l'air, ne devrait-il pas se dire qu'être soigneux de se préserver des maux qui le dégradent et le font succomber, c'est employer le moyen le plus sûr de plaire aux hommes raisonnables, qui doivent être plus sensibles à la perte d'une belle fleur qu'à la privation des sensations qu'ils pourraient éprouver en contemplant ses plus vives couleurs, en respirant ses parfums ?

Sans doute, et vous, ne le savez que trop, Mesdames, il est impossible à ceux dont vous désirez vous faire admirer de résister aux charmes que fait éprouver la vue d'un sein d'albâtre, qui palpite sous une gaze légère, ou de beaux bras arrondis par l'amour, ou d'une taille voluptueuse. Mais que sont les jouissances des yeux quand, en obtenant l'avantage de préserver des femmes imprudentes d'accidents funestes qu'elles ne redoutent pas assez, on s'en procure de plus douces et de plus durables ? Je dois donc préférer vous donner d'utiles préceptes qui rentrent dans le domaine de mon art, à tout ce que, jeune encore, je pourrais, comme tant d'autres, éprouver de plaisir produit par les aimables et fréquentes imprudences que je me serais interdit de blâmer.

N'allez pas croire cependant que je vous recommande de reprendre les vieux usages, car je sais qu'on risque trop, en voulant et en croyant pouvoir ramener aux antiquailles ceux qui tiennent opiniâtrément à des nouveautés généralement adoptées. Je ne m'aviserais donc pas, sans crainte de prêter à rire ou de faire bourdonner contre moi le nombreux essaim de femmes partisanes de l'élégance admise aujourd'hui, d'après l'élan donné par nos plus savants artistes, de vous conseiller d'imiter dans vos toilettes nos bonnes et prudentes grand'mères; car autant on a de raisons de vous reprocher d'avoir des vêtements trop légers, autant on en avait pour trouver ridicule qu'elles en eussent de trop lourds. Mais elles bravaient les toux violentes, les fièvres, les fluxions, les catarrhes, les rhumatismes, les phthisies pulmonaires.

Elles faisaient, malgré les triples matelas
Qui servaient de remparts à leurs chastes appas,
De robustes enfants à face rubiconde,
Orgueil de la mamau, fière d'être féconde,
Et d'avoir des poupons comme elle gros et gras.
Sur le crâne on portait la calotte piquée;
De laine la poitrine était aussi flanquée.
Un jupon, rembourré de coton du Levant,
En automne, en hiver, servait de paravent,
Pour être chaudement et de peur de la bise;
Le printemps, l'été même, on le portait souvent;
Mais aujourd'hui l'on n'a, quoi qu'on glose ou qu'on dise,
Qu'une gaze, un linon par-dessus la chemise;
Un peu moins, on n'aurait tout juste que la peau.
L'Amour en sourirait, s'il ôtait son bandeau.
Mais de nos grand'mamans revenons à la guise:
L'amadisse couvrait le bras rond le plus beau,
Et de peau de mouton la chaussure fourrée

Garantissait les pieds des rigueurs de Borée.
On avait la dent bonne, on digérait fort bien ,
On dormait encor mieux et l'on ne souffrait rien
Des maux que la migraine, aujourd'hui très-fréquente ,
Fait endurer souvent à la femme élégante
Qui, pour faire admirer ses différents contours ,
Proscrivit les jupons, les poches, les atours.
Des gambades, des sauts, la valse fatigante,
Au grave menuet à la marche glissante,
Ont été préférés au profit du plaisir.
Mais, après la polka, on souffre, on est martyr,
On se plaint, et trop tard, quand on est alitée.
A vingt ans on est vieille ou l'on est édentée.
On était encor fraîche à quarante ans et plus ;
On avait la santé, des grâces, des vertus.
Nous en voyons encor, ce serait injustice
De n'en pas convenir. Mais soit dit sans malice :
Mesdames, avouez que pour vous la santé
Est moins que le plaisir et que la vanité;
Que pour montrer un sein, des bras, un dos d'albâtre ,
Il vous importe peu qu'un rhume opiniâtre
Flétrisse tous vos traits, déchire vos poumons.
On dirait que pour vous il n'est point de saisons
Que celle de charmer. Oh ! si vous voulez plaire,
Je vais vous indiquer chose facile à faire :
Pour contenter nos yeux, dévoilez vos appas,
Mais après couvrez-les et ne vous tuez pas (1).

Vous ne me trouverez pas trop sévère quand, au risque de vous faire froncer le sourcil en lisant ces vérités nécessaires et utiles, j'ai cru devoir ne les pas omettre dans un ouvrage qui vous est consacré. Dansez, ce plaisir est bien innocent ; amusez-vous, mais avant tout soyez assez amies de vous-mêmes pour vous couvrir assez quand vous allez dans les lieux chauds, où vous devez

(1) Extrait du *Dentiste des Dames*.

indispensablement transpirer beaucoup et vous mettre en sueur si vous y dansez, mais surtout quand vous en sortirez. On ne saurait trop répéter qu'une grande partie des maux qui affligent l'humanité viennent d'une transpiration subitement arrêtée. Ne dansez pas outre mesure, mais par intervalles, et avant de vous disposer à sortir.

Prenez de l'eau chaude et du sucre, ou un peu de vin pur ; reposez-vous, et enveloppez-vous bien, surtout la gorge et les bras. Ainsi, sans beaucoup d'assujettissement et de soins, vous préviendrez une foule d'accidents qui sont suivis de repentir, et que tout l'art des médecins ne peut souvent pallier.

Un simple châle ne suffit pas, quelque ample qu'il soit, car il ne couvre que les épaules ; la tête aussi doit être l'objet de vos soins. C'est pour vos dents que je vous recommande expressément de la couvrir après avoir eu chaud, afin que l'influence du froid ne vous donne une leçon plus forte que celle du dentiste qui veut vous mettre en garde contre cet ennemi perfide, dont l'âpreté semble vouloir punir ceux qui osent le braver.

CHAPITRE VI.

PRÉCEPTES GÉNÉRAUX POUR CONSERVER LES DENTS BONNES JUSQU'A L'AGE LE PLUS AVANCÉ.

Des conseils ne suffisent pas pour guider ceux qu'on veut persuader et servir, en leur montrant les avantages et les dangers semés sur la route qu'on leur indique et qu'ils ont à parcourir, pour les préserver d'être forcés de s'y arrêter trop tôt ou d'y languir ; il faut aussi savoir y joindre les préceptes dont l'invariable utilité peut être adoptée et suivie méthodiquement dans tous les temps. J'ai donc cru devoir consacrer ce chapitre à des préceptes généraux, d'autant plus faits pour être accueillis et goûtés, que, d'après la lecture attentive des avis salutaires et mûrement réfléchis que je donne dans ce qui précède, on saura mieux mettre à profit quelques règles qu'il m'a fallu tracer succinctement pour terminer ce travail, quelque imparfait qu'il puisse être.

Bien loin de posséder les prérogatives d'une immortelle, les jeunes personnes jalouses d'avoir une bonne santé, trésor précieux à côté duquel tous les avantages, tous les autres biens ne sont rien, doivent donc aimer beaucoup la propreté, vertu principale, l'un des premiers apanages du beau sexe, sans laquelle il cesse d'avoir des attraits, même dans l'âge des plaisirs ; sans laquelle la plus jolie femme, la plus accomplie d'ailleurs, n'attire plus les regards, et souvent s'expose à perdre entièrement la santé.

Une demoiselle de beaucoup d'esprit s'exprime ainsi :

O charmante santé,
Que ta présence aimable
Est un bien désirable !
Quelle félicité
De t'avoir pour partage !
En tout temps, à tout âge,
Est-il d'autre bonheur,
Dans le cours de la vie,
Qui doive faire envie,
Et chatouiller un cœur ?
Le luxe, l'abondance,
Le savoir, l'éloquence,
Les amours, les grandeurs,
Et les faveurs des princes,
Sont des faveurs bien minces.
Un monceau de trésors,
Une grande lignée,
Et la beauté du corps
D'une femme bien née,
Sont-ils des biens sans toi ?
Quand ce serait un roi,
Si la douleur l'accable
Et le rend misérable.
Et les bienfaits divers
Qu'accorde à la nature
L'auteur de l'univers ;
La riante verdure
Qui renaît tous les ans
Au retour du printemps ;
Ce qu'il produit de rare
Pour récréer nos sens,
Tout ce qui les répare
Quand ils sont languissants ;

Et ce que sa largesse
Répand sur nous sans cesse,
Peut-il être compté
Comme un bien désirable,
Sans ta présence aimable,
O charmante santé (1) ?

Quelles sont donc les parties de notre frêle et ad-
mirable machine qui, relativement à la santé, méritent plus de soins que nos dents ? Ne sont-elles pas,
quoi qu'on puisse dire, et je le répète, le moulin de la
vie ? Or, sans dents, point de mastication facile, point
de digestion, ce qui à la longue engendre des maladies.
Alors, point de bonheur pur sans santé, dans quelques
conditions qu'on puisse être : il n'y a donc rien de minutieux, lorsqu'il s'agit de perdre ses dents si on les
néglige.

Ainsi, celle qui veut conserver de belles dents, si
elle en a de bonnes, doit consulter souvent son miroir
pour observer de temps en temps si elle n'aperçoit pas
un petit point noir sur une dent quelconque, ce qui est
l'indice sûr d'une carie et de la perte inévitable de la
dent tachée, si l'on n'y fait remédier à l'instant par une
main exercée. Une fois la tache ôtée, votre dent et souvent ses voisines sont sauvées. Il faut, tous les matins
en se levant, se nettoyer les dents avec une brosse qui
ne soit ni trop rude ni trop douce, parce que l'une pourrait irriter les gencives, et l'autre ne servir à rien. Je
conseille d'employer l'eau tiède, si on ne peut sup-

(1) Mlle Deshoullière.

porter l'eau froide, qui vaudrait beaucoup mieux, en l'aromatisant de quelques gouttes d'élixir.

Les Espagnols, les Italiens et les Anglais se servent de cure-dents en fibres de bois flexible, en corne, en écaille et en plume.

En France, on a tour à tour employé l'or, l'argent, l'acier et l'ivoire; de nos jours, ceux en plume ont prévalu. Sans contredit ils sont les meilleurs, surtout si on a le soin de les confectionner avec des plumes neuves.

Les médecins et les dentistes s'accordent à dire qu'il ne faut pas l'employer à tout propos; il n'est pas prudent d'agacer les dents comme le font certaines personnes qui s'acharnent à les fatiguer par désœuvrement.

Lorsque des substances alimentaires se sont introduites entre les dents, qu'elles gênent par leur présence, surtout si les efforts de la langue ne peuvent les en arracher, il faut incontestablement recourir au cure-dent; mais, dans toute autre circonstance, on ne doit pas s'en servir, parce que, sous prétexte de nettoyer sa bouche, on s'expose sans besoin et pour satisfaire une fantaisie bizarre, à blesser les gencives, à écailler l'émail, dont l'altération engendre la carie et quelquefois de vives douleurs.

Que de femmes cependant ne se servent que d'aiguilles ou d'épingles, dont la forme ronde empêche de les passer facilement entre les dents, et avec lesquelles on peut faire éclater l'émail quand on les a introduites avec force. Ce sont toujours des instruments dangereux, auxquels il est pourtant bien facile de suppléer, et que les gens de l'art ont toujours proscrits.

Les jeunes personnes qui ne sont pas sujettes à avoir

beaucoup de limon sur les dents se serviront tout
simplement d'eau aromatisée avec de l'élixir, et quand
elles auront atteint l'âge de 13 à 14 ans, elles s'en serviront avec la brosse et de la poudre ou opiat appro-
priée à leur âge.

Celles dont les dents se salissent facilement se serviront, deux ou trois fois par semaine, de ces mêmes
dentifrices, que je leur conseille de ne pas prendre ailleurs que chez leur dentiste habituel ; car les annonces
de poudre dentifrice sont si multipliées, qu'il ne serait
pas étonnant, en en voyant annoncées par affiches pla-
cardées [dans les cafés, d'en voir débiter même chez
les artistes décrotteurs. Les parfumeurs, dont la bou-
tique est souvent visitée par les femmes dont la toilette
est une des choses les plus importantes de la vie, ne
sont pas pharmaciens, et en cela ne méritent aucune
confiance pour tout ce qui regarde l'entretien de la
bouche, à moins qu'ils n'aient chez eux des dépôts de
dentifrices préparés par les dentistes connus ; car la
majeure partie des parfumeurs emploie des ingrédients
nuisibles aux dents ; et pour peu que leurs prépara-
tions les blanchissent, cela leur suffit, car ils doivent
peu s'inquiéter des suites de l'emploi inconsidéré qu'on
en peut faire. N'est-il pas très-important pour un dentiste accrédité d'avoir chez lui les dentifrices composés
d'ingrédients salutaires et jamais dangereux ? Pourquoi
donc s'adresser à ceux qui ne sont que des marchands
inexpérimentés, peu dignes de confiance ?

Pendant longtemps nos grandes dames, les rois de
la mode, ont cru à tort que les dents des ramoneurs
sont d'une blancheur éclatante ; elles n'ont pas observé

que cet éclat, qui n'est qu'apparent, a pour cause la couleur de leur peau, qui s'est noircie dans les cheminées ; la suie est d'ailleurs une substance très-sale, très-amère, et je plains sincèrement celles de nos belles dames qui souillent leurs gencives et leurs lèvres avec cette poussière.

Les charbonniers, comme les ramoneurs, paraissent avoir les dents très-blanches. La même erreur qui a fait employer la suie a aussi déterminé l'usage du charbon ; j'ai remarqué souvent que ceux qui ont la manie opiniâtre d'employer toute espèce de poudre noire ont, à la longue, au collet des dents, sous la gencive, un cercle noir que rien ne saurait détruire.

Les vertus du quinquina sont fébrifuges et astringentes ; il raffermit les gencives, les purifie ; il n'altère nullement les dents ; mais il est à craindre, surtout si on en fait constamment usage, qu'il ne jaunisse l'émail, et, sous ce rapport, il doit être effacé de la nomenclature des bons dentifrices, parce qu'il y a quelque chose à craindre et peu à espérer : je le conseille seulement aux personnes dont les gencives sont faibles et molles ; elles pourront s'en servir comme tonique et non comme dentifrice.

Le muriate de soude ou sel marin a la propriété de se dissoudre presque instantanément ; ce dentifrice ne fait aucun mal aux dents ; le seul effet qu'il produise se porte sur les glandes salivaires, qui sécrètent une plus grande quantité de salive. Le sel marin pourrait tout au plus favoriser le dégorgement des gencives et de l'arrière-bouche, mais son action sur l'émail est nulle, et les personnes qui s'en servent pour nettoyer leurs dents perdent leur temps et leurs peines.

Les dentifrices ne suffisent pas toujours ; il y a bien d'autres précautions à prendre.

Il faut se faire visiter la bouche au moins une fois par an dans la belle saison ; et, pour peu qu'on ait le moindre soupçon qu'une dent soit tachée, il faut sans retard la faire isoler de ses voisines et n'y jamais laisser séjourner d'aliments ; car il n'est pas d'agents plus corruptifs, plus nuisibles aux dents que des parcelles réitérées d'aliments qui, introduites dans l'interstice des gencives, s'y putréfient bientôt et acquièrent ainsi un alcali pestilentiel et destructeur, qui produit insensiblement le ramollissement de la substance osseuse des dents et donne de l'infection à la bouche. L'âcreté causée par le séjour des aliments est suivie de l'irritation et de la corruption des gencives, qui s'engorgent, se tuméfient, deviennent douloureuses, livides, flasques ; d'où il résulte que les dents se déchaussent et tombent les unes après les autres, sans avoir la moindre atteinte de carie.

J'ai eu si souvent l'occasion de faire cette observation, que je peux certifier qu'il en résulte une vérité trop peu sentie, mais trop évidente : c'est qu'une grande partie de maladies internes ne détruisent pas autant de dents par leur influence que la négligence et la malpropreté.

Il ne faut rien faire aux dents au delà de ce qu'exige la propreté. Si elles ne sont pas naturellement très-blanches, croyez que vous ne forcerez pas la nature, et qu'avec de l'albâtre gris vous ne ferez pas de l'albâtre blanc.

On ne doit pas boire froid immédiatement après avoir mangé chaud, et, qui plus est, on doit éviter de manger trop chaud; il n'est rien de si contraire aux dents, car je me suis convaincu que les gens habitués à manger trop chaud ont presque toutes les dents fêlées du haut en bas et les perdent en peu de temps.

La preuve, c'est que dans le Nord, où l'on prend beaucoup de thé et de café très-chaud, les jeunes personnes n'ont plus de dents de dix-huit à vingt-cinq ans. En Espagne, c'est la même chose; on peut l'attribuer au chocolat qu'on prend bouillant, et sur-le-champ de l'eau à la glace (1). Il est très-facile de concevoir que ce passage subit du chaud au froid ne peut qu'être funeste. Il existe aussi un vieil adage qu'on répète dans plusieurs repas, et dont beaucoup de personnes se sont fait une loi. Prendre, dit-on, sitôt après sa soupe un verre de vin, c'est enlever un écu de la bourse de son médecin. Un auteur riposte avec raison que c'est mettre six francs dans la poche du dentiste.

Un vieux médecin a dit que le sucre ne faisait mal qu'à la bourse; il pouvait avoir raison jusqu'à un certain point; mais il aurait sûrement fait une exception, si, dans ce qu'il avançait avec assurance, il eût entendu qu'il faut comprendre la bouche, à laquelle le sucre est nuisible lorsqu'on le broie avec les dents. Un autre disait bien que, si les sucreries n'étaient pas si chères pour certaines classes, il ne leur ordonnerait rien autre chose. Mais, sauf le respect que l'on doit à la toge, qu'auraient répondu ces deux docteurs, s'il eût été possible de soumettre à leur inspection toutes les mâchoires de nos confiseurs, qui, à force de déguster tous les jours leurs bonbons, en en croquant sous leurs dents pour en connaître le degré de cuisson, les perdent successivement

(1) Extrait du *Dentiste de la jeunesse.*

toutes, et leur auraient donné le démenti formel d'une assertion trop généralement hasardée? Friands, et vous friandes de sucre et de sucreries, n'allez pas tout à fait vous priver de cette douce jouissance, mais je vous invite à ne pas broyer de sucre sous vos dents, afin de les perdre moins promptement: puisse ce petit avis vous en faire user sobrement!

Dans les beaux jours du printemps, encore plus dans ceux de l'été, lorsqu'on est à la promenade, on aime à se reposer sur le gazon qui semble vous y inviter; mais ce tapis vert, offert et préparé par la nature, est souvent pernicieux, surtout lorsqu'on est en sueur; il est donc nécessaire de l'éviter, parce que son humidité, dont on ne s'aperçoit que lorsqu'on se lève, donne pour l'ordinaire de fortes douleurs de mâchoires qui, pendant quelques jours, vous gênent en mâchant les aliments les plus faciles à broyer. Il résulte de cette difficulté que les dents se chargent de limon, et, comme en raison de leur grande sensibilité, on ne peut les nettoyer, plusieurs se gâtent, et bientôt il faut en venir à l'extraction.

Il est prudent de ne pas se promener de grand matin, et le soir, au soleil couchant, près des eaux stagnantes, et de se tenir longtemps sous les grands arbres le soir, la tête nue et même étant trop légèrement vêtu, comme il arrive surtout aux dames, dans les promenades, dans leur jardin ou à la campagne, pendant les belles soirées d'été. Elles doivent aussi préférer aux bancs de pierre ou de marbre, dont la fraîcheur leur occasionne des accidents pires que les douleurs de dents, les chaises ou les bancs de bois.

CONCLUSION.

En écrivant cet ouvrage, j'ai été déterminé à lui donner toute l'importance dont le titre, en y réfléchissant mûrement, m'a paru le rendre susceptible.

Trop satisfait en tâchant, dans le cours de ce travail, d'être laconique et varié, d'avoir pu éviter l'aridité, la monotonie qui accompagnent presque toujours les ouvrages consacrés à l'art de guérir, où l'on s'occupe, en style grave et doctoral, des soins de la santé, je m'applaudirai de n'avoir dit que ce qui peut être utile, en y mêlant quelque chose d'agréable.

Je serai donc doublement récompensé si j'ai pu parvenir à donner à cet écrit quelque prix, et à mériter un sourire d'approbation de la part de celles pour qui, de préférence, j'ai cru devoir l'entreprendre.

Ce que je dis aux femmes peut, sous beaucoup de rapports, convenir aux hommes, qui sauront sans doute mettre à profit tout ce que j'ai avancé et recommandé sur la nécessité absolue de s'occuper du soin de la partie trop négligée qui a fait le sujet de mes réflexions.

En méditant de tracer quelques pages en faveur de l'humanité, une propension toute naturelle, le vif intérêt pour la plus belle portion de l'espèce humaine, à laquelle se rattachent des sentiments si délicieux, parce que l'autre, parfois ingrate, en reçoit la vie, des soins, des caresses, des jouissances, et enfin le bonheur, qui sans elle est toujours incomplet, m'a déterminé à offrir aux femmes le fruit de mes observations, de mes travaux et de mon expérience pour tout ce qui peut contribuer à l'embellissement, à la conservation d'un de nos principaux organes, et avec d'autant plus de raison que cet organe semble destiné à jouer un rôle plus marquant, plus attrayant chez le beau sexe que chez les hommes.

La femme étant elle-même destinée à plaire, et par conséquent à rendre l'existence de l'homme plus parfaite par le don céleste qu'elle a reçu de pouvoir embellir ses jours, ce qu'elle a de plus beau, ce qui ravit en elle, ce qui soumet et captive les cœurs, se fait plus particulièrement remarquer, de même que ce qu'elle a de défectueux et ce qui lui manque pour être accomplie, parce qu'on n'est exigeant qu'en proportion de ce qu'on désire, de ce qu'on attend d'un sexe éminemment privilégié de la nature, et né pour complaire au nôtre, en comblant les prétentions les plus élevées, lorsqu'il consent à s'y réunir pour toujours.

En effet, plus nous connaissons les prérogatives qui sont l'apanage de celles qui doivent sur la terre compenser tout pour nous, plus nous avons de regrets en les voyant privées des avantages pour lesquels elles sont faites, mais plus nous nous sentons satisfaits lorsque nous les voyons réunies principalement dans celles qui nous sont chères.

Comment expliquer ces sympathies soudaines qui s'emparent de toutes les facultés de l'âme, ou les antipathies insurmontables qui la froissent, l'irritent et offrent tour à tour tant de diversités incompréhensibles dans les affections ou les aversions plus ou moins fortes qui si souvent nous dominent?

Entraîné comme à mon insu par la première de ces impressions qui détermine toutes nos actions, guidé sans doute par cette impérieuse disposition de l'imagination captivée par cet ensemble étonnant de charmes, de qualités, de perfections séduisantes dont le beau sexe en général a le privilége exclusif d'être entouré, j'ai laissé courir ma plume sous la dictée de mon cœur. Sans avoir la prétention qu'on me tienne compte du choix de mon sujet, en satisfaisant la noble passion qui m'a fait entreprendre de le traiter, puissé-je m'applaudir d'avoir pu opérer un peu de bien en répandant quelques vérités utiles; je serais bien complétement satisfait!

FIN

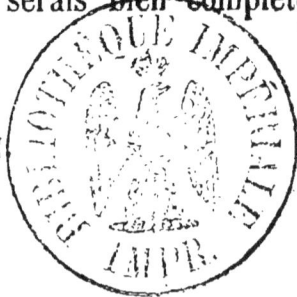

Poitiers. — Imp. de A. Dupré.

www.ingramcontent.com/pod-product-compliance
Lightning Source LLC
Chambersburg PA
CBHW071256200326
41521CB00009B/1786